QUELQUES CONSIDÉRATIONS MÉDICALES

SUR LES

EAUX MINÉRALES

DE CONTREXÉVILLE

(VOSGES)

PAR H. LEGRAND DU SAULLE

Docteur en médecine de la Faculté de Paris, ancien interne de la Maison
impériale de Charenton, Lauréat (médaille d'or), Rédacteur de la
Gazette des hôpitaux, des *Annales médico-psychologiques*,
des *Archives cliniques* et du *Monde thermal*, Médecin-
consultant à Contrexéville, Membre de plusieurs
Sociétés savantes.

PARIS

IMPRIMERIE DE L. GUÉRIN,

RUE DU PETIT-CARREAU, 26.

CONTREXÉVILLE : A L'ÉTABLISSEMENT DES EAUX MINÉRALES.

1861

EAUX MINÉRALES DE CONTREXÉVILLE.

Il ne se passe pas un seul jour, à Contrexéville, sans qu'il me soit demandé à quelle dose exacte je suis d'avis qu'il faille prendre l'eau minérale à l'intérieur. Cette question, en apparence si simple, me met habituellement en demeure de formuler une réponse assez longuement motivée. En effet, autant il y a de buveurs présents le matin, à la source, autant il y a d'individualités distinctes, autant il y a de maladies, autant il y a de médications. D'ailleurs, tel individu est jeune, fort, susceptible de supporter la dose maximum ; tel autre, âgé, débilité, devra s'en tenir à un moyen terme, ou peut-être, en cas de circonstances morbides spéciales, ne faire qu'effleurer la médication et borner l'usage interne de l'eau à cinq ou six demi-verres. Tout doit dépendre de l'appréciation du médecin auquel on s'est confié : lui seul est bon juge, parce que lui seul peut descendre dans l'intimité de la constitution, apprécier le caractère des aptitudes propres à chacun, et dicter une règle de conduite conforme aux saines données de la physiologie et de la pathologie.

A Contrexéville, tout le monde se donne le travers d'exercer la médecine : on fréquente les sources depuis deux ou trois ans, donc on a de l'*expérience ;* on a été soulagé et même guéri, donc on peut soulager et guérir les autres ; on boit douze verres impunément, donc on conseille à ses amis de boire douze verres ; on ne prend ni bains, ni douches, donc ces adjuvants cependant si précieux ne servent à rien ; on ne prend pas de café, donc personne ne doit prendre de café ; on boit de l'eau minérale aux repas, donc des carafes d'eau minérale doivent être placées sur toutes les tables, etc., etc. Chacun a sa petite théorie, chacun professe sa doctrine, cite son observation à l'appui et énumère les avantages de sa méthode : c'est un cours public permanent, dans lequel les orateurs se passionnent parfois, et qui, au moins, a toujours l'avantage de captiver l'attention des auditeurs.

L'eau minérale ne s'administre pas invariablement à la même dose pour tout le monde. La meilleure preuve qu'il doit en être ainsi, c'est qu'en 1857, avec quatre demi-verres, j'ai déterminé vingt-six garde-robes en quatre ou cinq heures chez un vieillard, M. P..., ancien inspecteur des douanes, qui, un mois plus tard, sous le poids d'un découragement profond amené par des chagrins et la souffrance, devait se brûler la cervelle ! Au contraire, avec douze et quatorze grands verres, je n'ai pu, chez plus de dix ou douze malades, et notamment chez un haut dignitaire, M. R..., déterminer la moindre exonération intestinale. En 1859, j'ai vu M. V..., dont l'état général était, il est vrai, très-caduque, être pris de refroidissement, de coliques, de hoquets, de nausées, puis de diarrhée, et cependant ma prescription avait été celle-ci : « quatre quarts de verre espacés de vingt en vingt minutes. »

Dans l'*Annuaire des Vosges* de 1837, je lis le passage suivant : « Le moyen terme de ce qu'on boit par jour à Contrexéville est de quinze à vingt verres, qu'on prend de quart d'heure en quart d'heure, pendant l'intervalle desquels on se promène. » On faisait réellement, il y a vingt-trois ans, des excès ridicules, et plus d'un a sans doute été gravement préjudiciable aux malades.

J'ai tous les ans dans ma clientèle des graveleux auxquels je conseille volontiers dix, onze et douze verres, dans la période médiane de leur traitement, et des goutteux que je limite à huit ou neuf verres. Dans les maladies du col de la vessie, et de la prostate, dans les rétrécissements de l'urètre, j'insiste infiniment moins sur la quantité du liquide à ingérer que dans les affections des reins, où il me faut de toute nécessité imposer à cet organe une lixiviation prolongée.

C'est en spécialisant ainsi que le médecin arrive à des résultats d'une grande valeur. Si vous mettez, au contraire, cinq cents malades au régime commun, de dix ou douze verres tous les matins, cela demandera infiniment moins de peine, cela est vrai, mais vous aurez provoqué par votre négligence des accidents du côté du tube digestif, des maux de tête et des phénomènes morbides de tout genre. Puis, leur saison terminée, un certain nombre de buveurs, dont la santé aurait exigé des ménagements et des soins particuliers, s'en retourneront incomplétement améliorés, très-fatigués par la médication et peut-être plus souffrants qu'auparavant. Faites, au contraire, que chacun reçoive un conseil motivé, en rapport avec son âge, sa constitution, ses aptitudes personnelles et surtout son genre de maladie, et les mécomptes thérapeutiques deviendront prodigieusement rares.

A Contrexéville plus qu'ailleurs, le rôle du médecin doit être essentiellement actif, et le buveur qui éprouve de la répugnance à venir lui demander des conseils est un homme qui se fie au hasard et dont l'insouciance va jusqu'à ne pas comprendre les véritables intérêts de sa santé. Il joue gros jeu et s'expose énormément à perdre la partie.

Les accessoires obligés du traitement consistent en bains, douches, injections et lavements. Jusqu'au jour de mon arrivée à Contrexéville, on a pris peu de bains. Je n'ai point à apprécier ici les motifs sur lesquels se sont fondés les confrères qui m'ont précédé; je ne doute pas qu'ils ne soient excellents. Mais, après un mûr examen de la question, je déclare que j'ai cru en conscience réagir contre cette abstention. Très-grand partisan des bains dans la plupart des maladies qui conduisent à Contrexéville, je déclare que n'en point prendre régulièrement, c'est se priver d'un adjuvant qui a bien sa valeur. Mais les goutteux, m'objectera-t-on, les baignerez-vous ? Je répondrai à cette question un peu plus tard et en termes précis (1).

Mais je comprends le bain d'eau de Contrexéville de plusieurs façons, et quand j'en prescris un, je donne par avance toutes mes instructions au malade d'abord, au baigneur ensuite. Tantôt j'ordonne deux, trois, quatre et jusqu'à cinq bains par semaine, d'une durée de 45 à 60 minutes, et à une température oscillant entre 26 et 30 degrés centigrades; tantôt je fais alterner le bain d'eau de Contrexéville avec un bain dans lequel j'ajoute 200 ou 250 grammes de sous-carbonate de soude.

La durée de chaque bain est importante à signaler : il est des malades que je ne laisse dans l'eau que de 20 à 30 minutes, témoin madame de G...., dans la saison de 1859; mais il en est d'autres, et dans les cas de colique néphrétique, par exemple, auxquels je prescris dans la journée deux bains de trois heures chacun. MM. V..., de Niort, et R..., ont passé par ces épreuves.

(1) *De la Goutte; de ses rapports avec la gravelle, l'asthme et le rhumatisme.* — Paris, 1861.

Je suis dans l'habitude de faire prendre des douches aux buveurs affectés de gravelle ou d'engorgement de la prostate.

Moyen d'une grande puissance, la douche demande à être maniée avec une opportunité qui égale la prudence. Le premier jour, je la fais donner de sept à huit minutes, l'eau étant à la température de 26 degrés. La seconde fois la température est abaissée à 22 ou 23 degrés, et la durée est portée à douze ou quinze minutes. Enfin j'arrive insensiblement à prescrire des douches froides de vingt minutes. S'il arrive que le médecin oublie pour un instant la circonspection qui ne doit jamais l'abandonner et qu'il fasse d'emblée administrer à son malade des douches froides de vingt minutes, sait-on ce qui pourra advenir? des engourdissements articulaires, des rhumatismes, la fièvre, etc., etc., et je n'assombris pas le tableau à plaisir.

Lorsque j'aborde avec mes malades la question de la douche, je m'informe au préalable d'une chose absolument indispensable à connaître, celle de l'existence ou de la non-existence d'hémorrhoïdes, et je les préviens que la douche appliquée sur les lombes, comme dans la gravelle ou à la région périnéale, comme dans l'engorgement de la prostate, est certainement de nature à provoquer un état fluxionnaire des parties voisines de l'anus, et par conséquent à faciliter une réapparition hémorrhoïdaire. S'ils passent outre, je m'incline, mais au moins j'ai prévenu jusqu'à l'ombre d'un reproche possible. Si les malades sont vierges de toute manifestation de ce côté, il va sans dire que je commence sans arrière-pensée le traitement par les douches.

Lorsqu'au contraire des individus sont habitués à des déplétions sanguines presque périodiques par la voie

d'hémorrhoïdes fluentes, et que, venant momentanément
à être privés de cet émonctoire bienfaisant, ils éprouvent
quelques maux de tête accompagnés de malaises carac-
téristiques, je n'hésite pas à leur conseiller des douches
ascendantes chaudes : l'effet ordinaire se fait peu
attendre.

J'emploie l'eau minérale de Contrexéville en injections dans les deux sexes ; je n'ai généralement eu qu'à
me louer d'avoir prescrit des injections vaginales dans
les cas de flueurs blanches, de catarrhe de la matrice, de
tendances marquées aux hémorrhagies utérines, etc., etc.
Les lotions fréquemment renouvelées sur les parties géni-
tales externes ont même leur utilité dans certains cas.

Chez les hommes atteints d'inertie vésicale, dont le
réservoir naturel a perdu une grande partie de son élas-
ticité, de sa contractilité normale, et qui sont obligés de
se passer une sonde pendant la nuit ou même plusieurs
fois dans le jour, j'ai imaginé de leur pousser une injec-
tion d'eau minérale froide dans la vessie. Les malades
savent bientôt le faire eux-mêmes, surtout si l'on a la
précaution de mettre entre leurs mains des sondes à
double courant. Ces injections dans la vessie m'ont déjà
parfois rendu de grands services, et notamment chez
MM. D... et B...

J'ai importé à Contrexéville l'usage du lavement d'eau
minérale, le matin, avant la boisson, dans quelques circonstances qui méritent d'être mentionnées. J'ai reconnu
que ce moyen avait une certaine efficacité chez l'homme,
dans les cas d'hématurie, d'atonie vésicale et d'émacia-
tion générale ; chez la femme, lorsqu'il s'agit de vaincre
des prédispositions hémorrhagiques, de combattre la
chlorose et de lutter contre quelques phénomènes particuliers offerts par l'appareil sexuel. Enfin, quand l'eau

minérale administrée à l'intérieur détermine une diarrhée qui va se continuant dans la soirée et pendant la nuit, je ne sache pas qu'il existe un remède aussi inoffensif d'abord, puis qui agisse aussi sûrement, comme tonique et comme astringent. Ce lavement doit, autant que possible, être conservé pendant dix, quinze ou vingt minutes. Des malades ne l'ont quelquefois rendu qu'au bout d'une ou plusieurs heures, et je ne m'en suis jamais plaint.

Administrées à l'intérieur, les eaux de Contrexéville sont très-rapidement absorbées. « Leur présence dans le système vasculaire, dit M. le docteur C. Jamès, se traduit par l'accélération du pouls, la fréquence de la respiration et l'activité plus grande de toutes les sécrétions, spécialement des urines et des selles. Elles sont éminemment diurétiques ; quelques heures suffisent, après leur ingestion, pour qu'elles soient élaborées par les reins et expulsées au dehors.

« ...On peut donc se représenter l'eau de Contrexéville, prise en quantité aussi considérable, comme formant de véritables courants à travers la substance du rein, les bassinets et les canaux urinaires ; ces courants, entraînant avec eux les mucosités et les concrétions, leur font franchir les uretères et facilitent par suite leur chute dans la vessie.

» L'urine, ou plutôt l'eau minérale parvenue dans ce réservoir, y séjourne assez pour agir sur ses parois. Celles-ci, vivement stimulées, se contractent avec plus d'énergie et expulsent, en même temps que les urines, les graviers ou même les calculs dont le volume est en proportion avec l'ampleur de l'urètre.

» L'eau de Contrexéville porte également son action sur les intestins. Presque tous les buveurs éprouvent dans la matinée, de quatre à huit garde-robes, sans que l'abondance de ces évacuations diminue en rien la quantité d'urine, qui paraît souvent dépasser celle de la boisson.

» Il semblerait qu'une telle abondance d'eau minérale, ingérée dans l'estomac, dût fatiguer et, comme on dit, *noyer ce viscère*. Presque toujours, au contraire, l'appétit augmente notablement et les digestions deviennent plus rapides et plus faciles. (1) »

Les assertions qui précèdent sont d'une rigoureuse exactitude ; je n'ai que très-peu de chose à y ajouter.

J'ai rencontré quelques malades dont l'estomac ne pouvait que très-péniblement supporter, surtout dans les comméncements du traitement, trois ou quatre verres d'eau minérale : M. le comte M..., lieutenant-colonel des voltigeurs de la garde, fut de ce nombre. Je lui proposai, deux ou trois jours après son arrivée, le 8 juillet 1857, d'ajouter à son eau une faible proportion de lait, et, à partir de ce jour, la tolérance s'établit parfaitement bien. Il put boire ainsi jusqu'à douze verres, mais il continua jusqu'à la fin à prendre environ les cinq sixièmes d'eau minérale pour un sixième de lait.

En août 1858, chez une dame déjà âgée, madame C..., dont quatre verres d'eau minérale maltraitaient horriblement l'intestin, je ne suis arrivé à faire cesser le flux diarrhéique qu'au moyen d'une infusion très-amère, prise trois quarts d'heure avant le premier verre. Comme on le voit, c'est encore un moyen des plus simples et qu'il est bon de connaître.

(1) *Guide aux eaux de la France et de l'étranger*, 4me édition.

En 1857 et en 1858, j'ai donné des soins à M. A...de R...,
ancien maître de forges, vieillard plus qu'octogénaire,
atteint d'un catarrhe très-intense de la vessie. Il lui ré-
pugnait énormément d'ingérer une aussi grande proportion d'eau froide ; son estomac ne supportant pas le lai-
tage, j'eus la pensée de lui faire mettre une petite cuillerée
à bouche de sirop de baume de Tolu au fond de chaque
verre. Le succès a été si complet sous plusieurs rapports,
qu'en 1859, j'ai plusieurs fois conseillé l'emploi de ce
même moyen, et notamment à MM. T..., de Paris, C...,
de la Corse et R..., ancien député.

Je m'oppose avec un soin extrême à la constipation,
surtout chez les goutteux. Aussi, toutes les fois que je suis
prévenu du fait, je n'hésite pas à prescrire quatre petits
paquets de magnésie anglaise, de deux grammes chacun.
J'en fais mettre un au fond des quatre premiers verres.

J'ai été bien souvent consulté sur la question de savoir
s'il convenait de boire de l'eau minérale aux repas. J'en
ai trouvé l'usage à peu près universellement établi, à
toutes les tables d'hôte, lorsque je suis arrivé à Contrexéville, le 31 mai 1857. En étudiant les avantages et les
inconvénients qui pouvaient en résulter pour les malades,
je n'ai pas tardé à me convaincre que cette méthode pré-
tendue auxiliaire du traitement était plus nuisible qu'u-
tile, et je vais en exposer les motifs. Chaque matin, l'estomac est surchargé d'une façon insolite : il accepte com-
plaisamment un travail rendu d'ailleurs facile par la
remarquable digestibilité de l'eau minérale, mais à la
condition toutefois d'un repos absolu d'une heure et
demie au moins, de huit heures et demie à dix heures.
A dix heures l'armistice est levé et le déjeuner est
servi dans tout le village : nouveau travail imposé à l'estomac. Si dans quelques cas, heureusement assez rares,
le médecin a conseillé trois ou quatre demi-verres d'eau

de trois heures à trois heures quarante-cinq minutes, le tube dige.tif s'y prêtera encore p'us ou moins, et le dîner de cinq heures viendra clore la série des actes infligés à des organes susceptibles et parfois en souffrance. Si, non content de la séance orageuse du matin, de deux repas généralement trop copieux et parfois d'une séance additionnelle vers le milieu du jour, le malade, afin de bien faire les choses, mêle une certaine quantité d'eau minérale à ses aliments, et va même, dans la soirée, — comme quelques vieux habitués en ont coutume, — boire un verre d'eau avant de se mettre au lit, il fatigue à outrance son estomac, devient sujet à des crampes souvent très-douloureuses , contracte une diarrhée permanente qui l'oblige à se relever pendant la nuit , est pris d'indigestions de temps à autre, ne s'assimile pas ses aliments et perd tout le bénéfice de sa saison ! Par excès de zèle, il se rend ainsi malade pendant vingt et un jours, et en rentrant chez lui , au lieu de jouir des priviléges d'une santé restaurée, il aura à se remettre des malaises qu'aura provoqués un traitement mal compris. Des mécomptes thérapeutiques surviendront presque immanquablement, et les eaux de Contrexéville seront bientôt calomniées, taxées d'inefficacité et accusées peut-être d'avoir été la cause occasionnelle d'états gastralgiques. Est-ce donc ainsi que l'on écrit l'histoire?

Comme l'a dit M. le professeur Trousseau : « Le remède n'est rien, la médication est tout et le mode d'administration principalement a quelque chose de sacramentel (1). » Ce qui était vrai d'un médicament difficile à administrer contre une maladie plus difficile encore à guérir, l'est aussi quand il s'agit d'une eau minérale dont l'emploi demande surtout à être intelligemment dirigé. Le succès

(1) *De l'Épilepsie.* Leçons cliniques recueillies et publiées par le Dr Legrand du Saulle. — Paris, 1856, 2e édition, page 21.

en dépend , et c'est bien là ce qui m'a fait dire que le rôle du médecin à Contrexéville devait être essentiellement actif.

Il n'est pas rare de rencontrer des buveurs qui, pendant les trois ou quatre premiers jours de leur saison, se plaignent de maux de tête et parfois même d'un léger commencement d'ivresse. Les effets étant tout à fait passagers, j'ai l'habitude de ne leur opposer qu'une expectation passive : en général, ils se dissipent promptement. Lorsque par hasard la céphalalgie est gravative, persistante, et qu'elle se déclare chez un sujet à tempérament très-sanguin, comme en 1858, chez un haut dignitaire de l'Église, Mgr ***, je conseille, ainsi que l'avait imaginé M. Mamelet, d'exposer à l'air, durant quelques secondes, chaque verre d'eau minérale avant de la boire, et, l'acide carbonique se dégage ainsi. Je prescris simultanément beaucoup d'exercice et, toutes les fois qu'il y a possibilité, une tasse de café à l'eau, après le repas de dix heures.

J'ai à mentionner d'autres phénomènes encore ; je veux parler de l'accablement général, de la courbature et, dans quelques cas, de cuissons le long du canal de l'urètre : ces malaises ont une durée éphémère et sont dus au commencement d'action d'une médication aussi sérieuse qu'active, et qui va tour à tour s'inscrire sur tous les rameaux de l'organisme. Le plus souvent, je laisse donc les choses suivre leur cours naturel.

Enfin, il n'est pas jusqu'à l'insomnie qui , dans cette phase initiale de la cure, ne soit très-souvent observée. Je la respecte d'abord, mais si elle prend racine, je la combats avec un julep faiblement diacodé.

La saison commence d'ordinaire à Contrexéville vers

le 25 mai, très-rarement auparavant. A mon avis, les deux moments les plus favorables de l'année, pour une infinité de motifs, sont du 10 au 30 juin et du 10 au 30 août.

La température est habituellement assez froide à Contrexéville ; les variations climatériques y sont très-brusques , et les malades ont coutume, afin de parer aux vicissitudes de l'atmosphère, de se couvrir chaudement. Cette précaution est à coup sûr dictée par une sage entente de l'hygiène, mais je ne voudrais pas, comme je l'ai vu trop souvent , que les buveurs éprouvassent au moindre exercice une abondante transpiration cutanée, car on diminue de cette manière la portion aqueuse de l'urine et on « favorise la précipitation d'une plus grande quantité d'acide urique ou de sels (1). »

Pendant la séance du matin, l'exercice est de rigueur. Aussi, lorsque le temps est beau, les malades ne devraient-ils jamais se grouper autour de la fontaine et rester assis pendant plusieurs heures, ne se dérangeant que tous les quarts d'heure et se hâtant de venir bien vite reprendre leur place. Ils ont, selon moi, quelque chose de mieux à faire qu'à s'abandonner aux charmes de la conversation, et je ne saurais en vérité trop les engager à circuler dans les jardins et dans le parc : ils ont tout à gagner à cette dépense d'activité, qu'ils peuvent au besoin racheter dans le cours de la journée par une heure ou deux de repos. Je suis en cela parfaitement d'accord avec l'un de mes confrères : « L'alanguissement des fonctions de la peau, dit-il, joue un très-grand rôle dans l'étiologie des maladies qui fréquentent nos sources ; il est utile de dépenser par le jeu des muscles l'excitation névrosthénique de la médication ; il y a, en outre, pour tous ceux qui portent des

(1) Mamelet, *ouvrage cité*.

affections des voies urinaires, des raisons mécaniques de
se mouvoir le plus possible : les reins sont ainsi aidés à
pousser vers les uretères les calculs arrêtés dans leurs
cavités ; les vessies paresseuses et délicates accomplissent
plus régulièrement leurs fonctions d'excrétion (1). »

Cette longue promenade du matin ne doit cependant
pas porter un préjudice trop radical aux parties de cam-
pagne qui sont si souvent concertées dans les environs :
c'est le cas alors de les faire en voiture.

Nous avons maintenant à répondre aux questions mul-
tipliées qui nous sont adressées relativement à l'alimentation. Peut-on manger de ceci? doit-on s'abstenir de
cela ? Telles sont les interrogations constantes adressées
au médecin, et que ne m'ont point épargnées pendant
deux ans mes commensaux de table d'hôte. Eh bien, là
encore, il faut spécialiser, car on ne conseillera évidem-
ment pas le même régime au malade dont l'urine est
acide qu'à celui dont l'urine est alcaline ; on établira des
nuances entre les mets qui doivent être de préférence
recherchés par les goutteux et ceux dont doivent s'abstenir les buveurs atteints de catarrhe de vessie, d'affections de la prostate ou de rétrécissements du canal de
l'urètre. En recevant la première visite d'un nouvel arrivé, j'ai l'habitude, après l'avoir écouté et questionné,
de lui tracer non-seulement ce qu'il aura à faire pour son
traitement, mais encore je lui indique le régime alimen-
taire que je crois le plus en rapport avec la maladie qui
l'a conduit parmi nous, et j'ajoute le plus souvent qu'il
existe deux médecins à Contrexéville, et que, s'il a des
doutes sur l'opportunité de mes conseils, rien ne lui sera
plus facile que d'appeler sur ma manière de voir le con-
trôle d'un autre praticien.

(1) M. le docteur Baud, deuxième sous-inspecteur aux Eaux-Bonnes,

Je ne sais pas, en somme, s'il y aurait un grand avantage pour les buveurs à leur interdire, comme le voulait M. Mamelet, l'usage du café noir. Je dis cela en thèse générale, car il est des malades auxquels une grande sévérité dans le régime est nécessairement imposée et pour lesquels l'abstention du café est peut-être une loi. Cette question est toujours laissée à l'appréciation du médecin, et je pense, pour ma part, qu'à Contrexéville, par exemple, où le repas de dix heures est beaucoup trop copieux, une tasse de café à l'eau, prise immédiatement après le déjeuner, peut parer aux inconvénients directs de cette plantureuse alimentation. D'ailleurs, le café jouit de propriétées diurétiques incontestées.

Les habitués de Contrexéville sont d'ordinaire grands, forts, robustes, ont le teint coloré et sont souvent chargés d'embonpoint: ils semblent afficher une exubérance de santé. Mais que l'on ne s'y trompe pas, il y a chez eux, physiologiquement parlant, un *excès de recettes sur les dépenses.*

Leur âge est déjà avancé. Ainsi, en 1857, j'ai donné des soins à 69 malades, et, en additionnant l'âge de chacun, je suis arrivé au total de 3,565 années, c'est à-dire à l'âge moyen d'un peu plus de 51 ans. — En 1858, en répétant la même opération pour les 110 buveurs qui m'ont fait l'honneur de me demander des conseils, j'ai obtenu le chiffre de 5,540 années, dont la moyenne n'est pas tout à fait 50 ans. — En 1859, 124 personnes, 6,351 années, moyenne d'un peu plus de 51 ans, comme en 1857.—En 1860, 199 malades, 9,762 années, moyenne d'un peu plus de 49 ans.

Ces considérations générales sur la physiologie thérapeutique, la pathologie générale et l'hygiène, et sur quel-

ques données statistiques nous conduisent tout naturel-
lement au chapitre de la pathologie spéciale observée à
Contrexéville. Là, des faits pleins d'intérêt frapperont
notre attention.

Paris. — Typ. de L. Guérin, rue du Petit-Carreau, 26.